MALADIES INFECTIEUSES

ET

THÉORIE MICROBIENNE

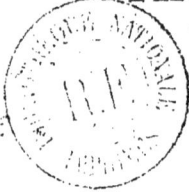

CONFÉRENCE

Faite aux Dames de l'Union des Femmes de France
(Comité de Cette), le 23 Mars 1891

PAR

Le Docteur Paul DUCLOUX

CHIRURGIEN EN CHEF DE L'HÔPITAL DE CETTE (CONCOURS 1883)
MÉDECIN-MAJOR TERRITORIAL

Ex-Pharmacien chef-interne des Hôpitaux (1877-1878)
Lauréat de la Faculté (prix-conc. 1880). — Lauréat (prix-conc. 1880) et ancien Secrétaire annuel
de la Société médicale d'Émulation
Ex-Chirurgien-Interne à l'Hôpital-Général (conc. 1881)
Ex-Médecin en chef du Lazaret cholérique de Cette (Médaille d'Or)
Membre correspondant de la Société de Médecine et de Chirurgie pratiques

---

MONTPELLIER

TYPOGRAPHIE ET LITHOGRAPHIE CHARLES BOEHM

ÉDITEUR DU MONTPELLIER MÉDICAL
DE LA GAZETTE HEBDOMADAIRE DES SCIENCES MÉDICALES

1891

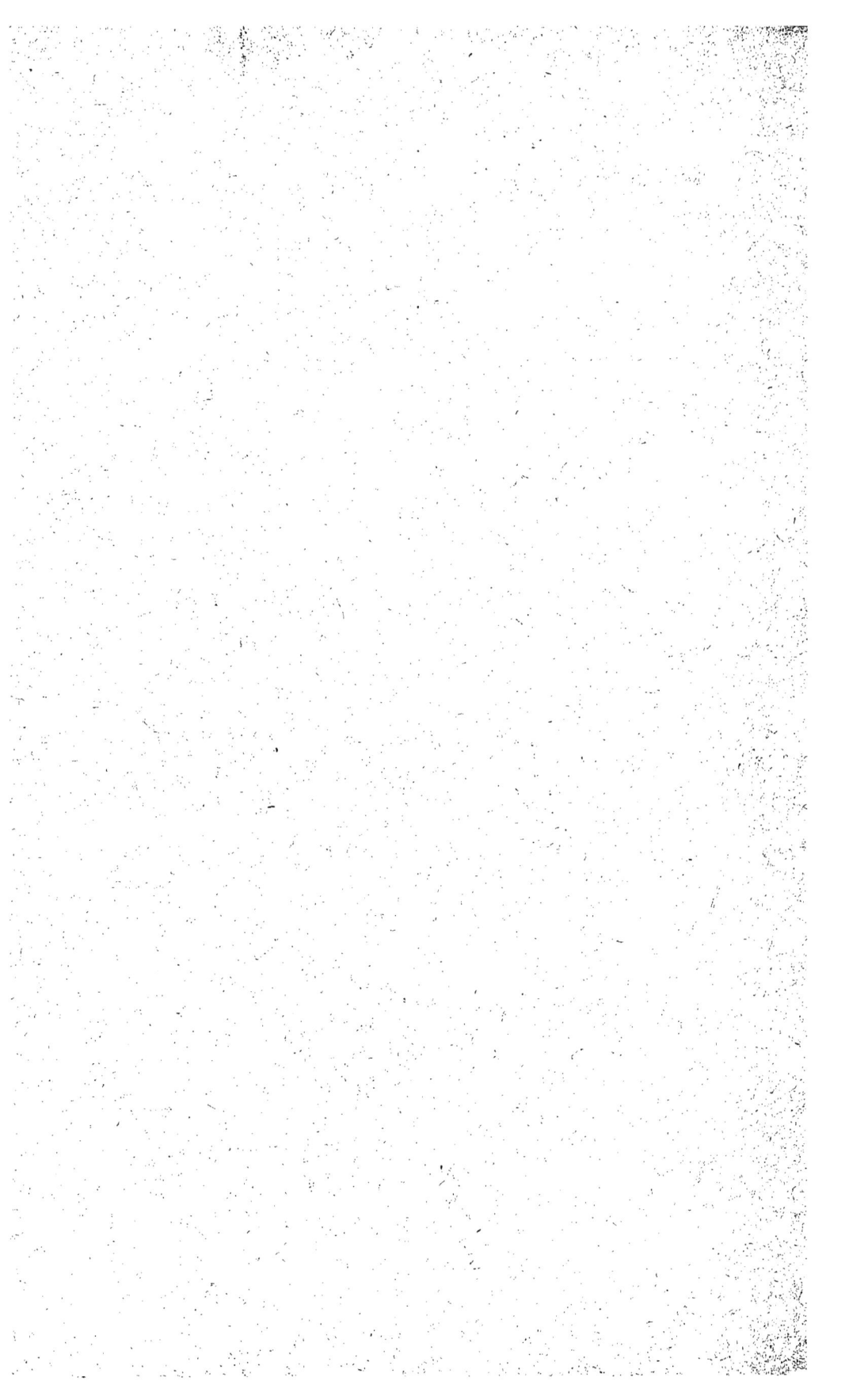

MALADIES INFECTIEUSES

ET

THÉORIE MICROBIENNE

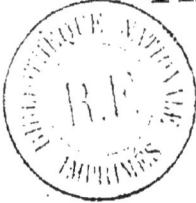

CONFÉRENCE

Faite aux Dames de l'Union des Femmes de France
(Comité de Cette), le 23 Mars 1891

PAR

Le Docteur Paul DUCLOUX

CHIRURGIEN EN CHEF DE L'HÔPITAL DE CETTE (CONCOURS 1883)
MÉDECIN-MAJOR TERRITORIAL

Ex-Pharmacien chef-interne des Hôpitaux (1877-1878)
Lauréat de la Faculté (prix-conc. 1880). — Lauréat (prix-conc. 1880) et ancien Secrétaire annuel
de la Société médicale d'Émulation
Ex-Chirurgien-Interne à l'Hôpital-Général (conc. 1881)
Ex-Médecin en chef du Lazaret cholérique de Cette (Médaille d'Or)
Membre correspondant de la Société de Médecine et de Chirurgie pratiques

---

MONTPELLIER

TYPOGRAPHIE ET LITHOGRAPHIE CHARLES BOEHM

ÉDITEUR DU MONTPELLIER MÉDICAL
DE LA GAZETTE HEBDOMADAIRE DES SCIENCES MÉDICALES

1891

MALADIES INFECTIEUSES

ET

THÉORIE MICROBIENNE

« Toute voie qui mène à la santé (d'autrui) ne saurait être ni âpre ni chère » :

Telle est, Mesdames, à en juger par votre zèle infatigable, la pensée légèrement modifiée de Montaigne que vous auriez pu prendre pour devise si les mots dévouement et modestie n'avaient depuis longtemps résumé vos efforts incessants et votre marche continuellement ascendante dans le grand œuvre auquel je viens apporter aujourd'hui mon modeste tribut.

Telle encore la pensée qui me vient fort heureusement enhardir, au moment d'aborder en cette enceinte une question dont le haut intérêt scientifique ne saurait aller pour vous, je le crains, sans quelque aridité.

Pénétrer en effet d'un seul coup en un domaine scientifique encore incomplètement exploré, le vouloir condenser en un tableau à la fois court, clair et précis, ne sont, me semble-t-il, ni une entreprise sans témérité ni un espoir sans audace.

L'étude sommaire de la théorie microbienne qui va faire l'objet de cette conférence n'est d'ailleurs que la première partie d'un plan depuis longtemps conçu, et dont la deuxième a, par suite de circonstances imprévues, été développée tout d'abord.

Si vous voulez bien vous reporter un instant par la pensée

aux considérations toutes pratiques qui ont déjà été développées sur ce sujet par M. le Dr Scheydt, vous reconnaîtrez que la partie théorique qui m'est échue et qui en était le fondement naturel en est aujourd'hui devenue le complément indispensable, et vous accorderez à votre conférencier improvisé l'attention bienveillante dont il a si grand besoin.

Infection. — Le mot infection représente dans son acception vulgaire la fâcheuse impression que font sur l'odorat les émanations qui s'échappent de certains corps animés ou en décomposition. Cette interprétation n'a évidemment aucun rapport avec le sujet qui va nous occuper, et si je la signale ici, c'est pour bien établir une distinction capitale et vous mettre en garde une fois pour toutes contre une erreur qui serait véritablement déplorable.

L'infection, au sens médical du mot, est l'action morbifique, ou pour être plus clair, le résultat fâcheux de l'introduction et de la pullulation dans l'économie, c'est-à-dire dans les diverses parties constituantes de l'organisme, de ce que l'on appelait, il y a vingt ans encore, un virus ou contage, de ce que nous désignons aujourd'hui du nom essentiellement précis de parasite, microbe ou bactérie. Ne croyez pas que cette simple substitution de mots soit indifférente ; elle résume au contraire les découvertes accomplies en ces quinze dernières années. Dire microbe au lieu de virus ou contage, c'est substituer à l'ignorance ou à la fantaisie une notion précise et positive ; c'est en un mot jeter les bases de la doctrine à laquelle Pasteur et l'École Française ont donné le jour : j'ai nommé la doctrine microbienne.

De la définition que je vous ai donnée de l'infection découle tout naturellement celle des maladies infectieuses qui sont des maladies provoquées par des microbes, c'est-à-dire des maladies microbiennes. J'ajoute que presque toutes, sinon toutes, sont contagieuses, de telle sorte que les mots infection et contagion devront être constamment rapprochés dans votre esprit.

Cette conception du mode de production de certaines maladies n'est pas précisément due à Pasteur, mais les preuves scientifiques irréfutables qu'il a produites à l'appui l'ont en quelque sorte faite sienne.

C'est un autre Français, Davaine, qui en 1851 a découvert sous la forme de bâtonnets la bactéridie charbonneuse, le premier de ces infiniment petits qui ait été mis au jour. Mais ce n'est que douze ans plus tard, en 1863, qu'à la suite d'expériences multipliées il fut amené à la considérer comme la cause de la maladie.

Principe de la méthode. — Que faut-il pour démontrer qu'une maladie est due au développement dans l'organisme d'une forme vivante microscopique ? Évidemment trois choses : 1° trouver cette forme, ce microphyte dans le corps de tous les animaux malades ; 2° l'isoler et la porter seule dans le corps d'un animal sain ; 3° obtenir, en même temps que sa multiplication, la réapparition de la maladie initiale.

La première et la troisième de ces conditions seules avaient été remplies par Davaine. Celui-ci avait simplement inoculé à un animal sain une goutte du sang d'un animal charbonneux et contenant de nombreuses bactéries. Il produisait ainsi chez le sujet inoculé tous les symptômes du charbon et retrouvait dans son sang les mêmes bactéries. Mais, celles-ci étant inoculées en même temps que les divers éléments constitutifs du sang, il y avait lieu de se demander quel était le véritable agent infectant.

Le mérite très grand de Pasteur, qui reprit peu de temps après ces expériences, consista à isoler entièrement la bactérie des divers éléments du sang. Or, en inoculant ces bactéries ainsi isolées à des animaux sains, il reproduisit encore tous les symptômes de la maladie, et les sujets inoculés succombèrent rapidement. Leur sang contenait un très grand nombre de bactéries analogues à celles qui avaient servi pour faire l'inoculation.

Enfin pour prouver que la cause du mal résidait bien dans

ce parasite microscopique et non dans le liquide spécial où il nageait, Pasteur et Joubert filtrèrent ce liquide de façon à en séparer les bactéries et l'inoculèrent. Aucun accident ne s'étant plus produit désormais, la démonstration était complète ; il n'était plus possible de nier que le parasite fût la cause effective du mal.

Ainsi furent définitivement assis les principes de cette méthode bactériologique qui nous a valu depuis tant de précieuses découvertes.

En effet, en 1882, peu après les travaux de Pasteur, Koch découvre le microbe ou bacille de la tuberculose et établit par des expériences analogues qu'il est lui aussi la cause unique de la maladie.

Puis, la pyohémie, la gangrène gazeuse, l'érysipèle, la morve, le choléra et bien d'autres affections viennent à la suite d'expériences identiques cent et cent fois répétées se ranger sous la bannière des maladies microbiennes. Bref, en quinze ans, la médecine humaine s'est trouvée révolutionnée par la recherche et par l'étude expérimentale des agents infectieux.

En l'état actuel de nos connaissances, en nous plaçant au double point de vue de la nature parasitaire ou microbienne des maladies et de leur transmissibilité, soit par inoculation soit par l'air, nous pouvons établir le tableau synthétique suivant :

Premier groupe. — Maladies microbiennes inoculables et en même temps transmissibles par l'atmosphère : Tuberculose, variole, diphtérie, fièvre récurrente, érysipèle, fièvre typhoïde, pneumonie infectieuse.

2e groupe. — Maladies microbiennes transmissibles seulement par inoculation : Rage, syphilis, gonorrhée, morve, pyohémie.

3e groupe. — Maladies microbiennes non inoculées jusqu'à ce jour : Rhumatisme, endocardite ulcéreuse, furoncle, pneumonie, impaludisme ou fièvre intermittente.

4e groupe. — Maladies contagieuses à parasite douteux ou

encore incomplètement déterminé : Lèpre, cancer, rougeole, scarlatine, dysenterie, fièvre puerpérale.

Les diverses espèces de microbes présentent entre elles des différences plus ou moins grandes de structure, de développement, de nutrition ; chacune en un mot présente des caractères spécifiques qui la différencient aussi bien des espèces éloignées que des espèces voisines, mais toutes possèdent des propriétés, des caractères généraux communs qui les rapprochent en un seul grand groupe, le groupe des microbes, quelle que soit la dénomination spéciale de chacune d'elles : bactérie, bacille, micrococque, vibrion ou autre. C'est la description sommaire de ces caractères communs qui va constituer en quelque sorte l'essence même de cette conférence.

Nature des microbes. — Les microbes ou microphytes appartiennent au règne végétal ; ce sont des plantes à texture très élémentaire et dont le pouvoir de multiplication est véritablement prodigieux. Leurs formes aussi bien que leurs métamorphoses sont des plus variées, et leur vitalité se manifeste par des mouvements spontanés. Leurs dimensions varient de six à douze millièmes de millimètre.

Leur origine. — D'où viennent ces étranges et terribles parasites ; peuvent-ils prendre naissance spontanément au sein de la matière conformément à la théorie des microzymas d'Estor et Béchamp, ou bien proviennent-ils nécessairement d'êtres semblables à eux? C'est, vous le voyez, la fameuse question de la génération spontanée qui se trouve ici soulevée.

Si les microbes *pathogènes*, c'est-à-dire qui déterminent les maladies, peuvent se former spontanément en nous aux dépens de nos tissus ou par une métamorphose des cellules constitutives de notre organisme, ces maladies sont aussi spontanées : elles viennent de nous, nous portons en nous toujours et partout le germe de notre mort.

Si au contraire ces microbes proviennent de germes semblables à eux, leurs effets meurtriers mais intermittents sur l'organisme démontrent qu'ils n'y sont pas toujours présents, qu'à un moment donné leur germe est venu de l'extérieur, et que par conséquent la maladie vient du dehors.

La solution de ce problème de la spontanéité ou non-spontanéité des maladies infectieuses entraîne des applications majeures à l'hygiène, à la médecine et à la chirurgie, et c'est ce qui explique que les expérimentateurs aient rompu tant de lances à ce sujet.

Pouchet, Estor et Béchamp d'un côté, Pasteur de l'autre, pour ne citer que les plus valeureux champions, ont apporté dans cette controverse restée fameuse l'ardeur et l'entraînement qui appartiennent aux grands caractères et aux grandes convictions. Rassurez-vous, Mesdames, je n'aurai garde de vous faire assister à ce brillant tournoi. Qu'il vous suffise de savoir que la théorie de la génération spontanée a vécu.

Des expériences décisives qui ont enfin anéanti les dernières espérances de ses partisans ont fait découvrir du même coup ce fait important que, chez un animal en bonne santé, l'intérieur du corps est fermé aux germes infectieux. Si donc ils y pénètrent, c'est qu'ils viennent de l'extérieur et que quelque circonstance, une lésion parfois insignifiante leur a livré passage.

Maintenant que nous voilà rassurés d'un côté, puisque nous savons que la place est bien gardée, portons au dehors nos investigations et voyons de quel côté nous vient l'ennemi.

Répartition des microbes. — Est-ce par l'air, par l'eau ou par les solides? Des trois côtés à la fois, hélas! L'air, par exemple, contient un nombre infini de germes infectieux; il en contient d'autant plus qu'il est plus agité, par suite des corpuscules qui s'y trouvent alors en suspension.

Les corps solides en contiennent tout autant, à la condition qu'ils aient vécu ou seulement passé au contact de l'air. Ainsi une parcelle presque invisible de notre épiderme, un fragment de terre, de cheveu, un imperceptible poil de vos fourrures, Mesdames, contiennent des germes dont la fécondité n'attend pour s'exercer qu'une circonstance propice.

Quant aux liquides, ils occupent à ce point de vue le premier rang. Les eaux de rivière contiennent en nombre infini diverses espèces de bactéries, et plus particulièrement le bacille de la fièvre typhoïde, d'où la nécessité de les rejeter de l'alimentation. C'est ainsi que, par une simple sélection des eaux destinées à l'approvisionnement de nos garnisons, le chef dévoué de notre armée nationale a pu réduire respectivement de moitié et d'un tiers la léthalité et la mortalité par la fièvre typhoïde.

Les eaux distillées elles-mêmes, malgré leur limpidité, en contiennent qu'elles ont absorbées pendant leur court passage dans l'air, ou qu'elles empruntent aux vases qui les renferment. Les eaux de source seules en sont pures, et encore faut-il pour les trouver telles les prendre à leur émergence du sol, lorsque les poussières de la terre ou de l'atmosphère ne les ont pas encore souillées.

Les eaux de pluie en sont très chargées, et c'est ce qui explique la contamination des surfaces exposées à l'air. Si les eaux, pures en général à leur origine, se souillent au contact de l'air, c'est donc qu'elles le purifient. Et en effet elles opèrent l'épuration de l'atmosphère, qui devient par suite moins dangereuse qu'elles, mais par contre elles infectent le sol.

Cette modification dans la distribution des germes est d'ailleurs très heureuse. Il nous est impossible en effet de modifier, de désinfecter l'énorme masse de cet air qui nous enserre de toutes parts et pénètre même dans l'intimité de nos tissus. L'eau et les solides, dont la masse est au contraire relativement insignifiante, peuvent être maîtrisés par nous.

Nous pouvons, nous devons, dans certains cas, on vous l'a déjà dit sans doute, désinfecter nos aliments et nos vêtements, stériliser par l'ébullition l'eau que nous buvons ou qui doit servir au lavage des plaies, ne pas employer une compresse qui n'ait été désinfectée à l'étuve, un instrument qui n'ait été flambé. Telles sont en effet les grandes règles de cette chirurgie antiseptique qui a donné depuis dix à douze ans de si merveilleux résultats opératoires, règles dont l'oubli ou l'inobservation constitueraient une faute aussi grave qu'impardonnable.

La connaissance de l'origine et de la répartition des germes infectieux ne constitue que les deux premiers points de leur histoire naturelle ; nous allons, si vous le voulez bien, en poursuivre l'étude jusqu'au bout.

Nutrition et développement des microbes. — Comme tout ce qui vit et se reproduit, la bactérie est soumise à des besoins alimentaires, de la satisfaction desquels dépend sa nutrition, c'est-à-dire sa force et sa virulence, sa rapidité de développement et de reproduction. Nous touchons ici, Mesdames, à un point de notre sujet dont l'importance ne saurait vous échapper, car trouver le milieu qui convient à ces parasites et leur permet de pulluler, c'est du même coup trouver celui ou ceux qui leur sont défavorables et par suite diminuent leur virulence, empêchent leur reproduction ou même les vouent à une disparition certaine.

Trois conditions essentielles de milieu se présentent : le milieu nourricier proprement dit, la température de ce milieu, son acidité.

En ce qui concerne leurs besoins nutritifs, nos vibrions font preuve d'une exigence et d'une délicatesse vraiment incroyables. Aliments hydro-carbonés et azotés et sels minéraux entrent également dans la composition de leur liquide nutritif, dont la nature est toujours très complexe.

Chacun d'eux d'ailleurs a ses besoins et ses préférences, et, c'est en ceci qu'apparaît surtout leur délicatesse, les modifications les plus insignifiantes apportées dans leur milieu habituel les font tantôt se développer rapidement, tantôt végéter misérablement ou disparaître pour céder la place à une espèce voisine moins exigeante ou dont les besoins s'accommodent mieux du milieu ainsi modifié.

C'est qu'en effet ces végétaux qui, comme tous les êtres

vivants, subissent la loi des transformations successives, puisque avant d'exister à l'état adulte ils sont à l'état de germes ou spores, ces végétaux n'échappent pas davantage aux nécessités de la lutte pour l'existence. Ils ont tous leurs ennemis ou leurs parasites, et leur loi commune est, suivant leur force ou leur faiblesse, de manger ou d'être mangés.

Supprimez un quelconque des éléments nutritifs dont ils ont besoin, ils vivront peut-être encore, mais leur résistance diminuera ; supprimez-en un ou plusieurs autres, vous les verrez s'étioler et bientôt disparaître.

Par un mécanisme inverse, ajoutez à leur liquide nourricier un millionième, ou même seulement un dix-millionième de nitrate d'argent, de sublimé corrosif ou de toute autre substance qui leur soit contraire, et leur disparition s'effectuera presque aussitôt.

C'est la découverte de ces agents destructeurs dont la dénomination d'agents antimicrobiens ou antiseptiques est désormais des mieux justifiées qui a donné naissance à la méthode de chirurgie connue sous le nom de chirurgie antiseptique, laquelle après avoir rapidement conquis tous les suffrages règne aujourd'hui en souveraine maîtresse.

Cette impressionnabilité des microbes que je viens de vous signaler vis-à-vis des aliments ou de certaines substances minérales, se retrouve presque aussi accentuée en ce qui concerne la température. Chaque espèce a sa température de prédilection au-dessus et au-dessous de laquelle elle souffre, végète et meurt. Qu'il me suffise de vous dire qu'au-dessous de 0° et au-dessus de 100° toute trace de vie est généralement éteinte chez les individus adultes. Seuls, les germes ou spores peuvent résister jusqu'à la température de 115°. C'est vous dire, et ceci est important à retenir, que l'ébullition même prolongée ne suffit pas toujours à stériliser, c'est-à-dire à purifier un liquide, surtout si ce liquide est légèrement alcalin, circonstance de nature à augmenter généralement sa résistance.

L'état de sécheresse ou d'humidité des germes influe aussi

beaucoup sur leur résistance, et c'est ainsi que, pour obtenir sûrement la stérilisation d'un corps solide, il faudra le porter jusqu'à 150°, tandis que pour l'eau la température de 115° suffira.

Les conditions d'alcalinité ou d'acidité et de lumière favorables à la nutrition des microbes varient également suivant les espèces. Celles qui nous intéressent plus spécialement, vibrions, bactéries ou monades, en un mot les formes mobiles en général, se plaisent tout particulièrement dans les liquides neutres ou alcalins.

Vous le voyez, Mesdames, cette esquisse de l'histoire naturelle des microbes était loin d'être inutile, puisque, en nous donnant l'occasion de mettre en relief leur exquise sensibilité, elle nous laisse entrevoir de quelles circonstances véritablement insignifiantes peut, dans la lutte que nous aurons à soutenir contre eux, dépendre le triomphe ou la défaite.

Culture des microbes. — Avant de clore ce chapitre, je tiens à vous donner quelques détails sur les procédés de culture et d'atténuation des microbes. Les considérations qui précèdent peuvent déjà vous faire deviner que c'est en éloignant du milieu qui les contient toutes les substances nuisibles ou même indifférentes pour accumuler au contraire celles qui peuvent leur être utiles, et en réunissant les conditions de toute sorte favorables à leur nutrition et à leur développement qu'on est arrivé à faire se multiplier à l'infini tous ces organismes inférieurs, à en obtenir, suivant l'expression consacrée, des cultures saines et vigoureuses. Vous dire ce que pareil résultat a coûté d'efforts et de patientes recherches est véritablement impossible, et pourtant que d'inconnues encore dans cette voie, à peine ouverte d'hier !

Par une heureuse chance, les mêmes expériences qui ont permis d'élaborer ce point particulier de la culture artificielle des microbes ont du même coup fait découvrir le principe de leur atténuation.

Leur atténuation. — Nous avons déjà vu qu'en tant qu'être

vivant le microbe n'est pas un être à fonctionnement toujours identique à lui-même, qu'il peut sous l'influence du milieu subir des changements considérables dans ses propriétés et j'ajoute ici dans sa forme. Eh bien ! son degré de nocivité, c'est-à-dire de virulence, est en rapport direct avec l'activité de sa nutrition et de son développement. Rien n'est donc plus facile que d'obtenir par des artifices de culture des degrés différents de virulence pour un même microbe.

Nombreux sont d'ailleurs les procédés d'atténuation des virus. La durée de la culture, la chaleur, l'oxygène, la lumière, la dessiccation, l'action plus ou moins prolongée des antiseptiques, sont autant d'agents ou de moyens propres à atténuer la virulence du bacille. De même, l'inoculation successive à diverses espèces animales tantôt exalte, tantôt diminue leur virulence.

Quel que soit le procédé d'atténuation mis en usage, les effets infectieux produits par l'inoculation de microbes affaiblis, atténués, confèrent l'immunité contre un virus de même espèce plus nuisible, c'est-à-dire non atténué. C'est en inoculant de vieilles cultures du bacille du choléra des poules que Pasteur s'est aperçu qu'il conférait l'immunité aux animaux inoculés. Cette conquête qui lui appartient sans conteste en ce qui concerne le choléra des poules, le charbon et le sang de rate des moutons est une des plus belles qui aient été faites dans le domaine bactériologique, et constitue assurément le plus beau fleuron de la couronne de l'illustre savant. La première application en a été faite à l'homme pour la rage, et vous savez toutes les heureux résultats qu'elle a donnés.

Rôle utile des microbes. — Abordons maintenant l'étude des effets, du rôle des microbes. Nous verrons tout à l'heure que certains d'entre eux sont pathogènes, et comment ils le deviennent. Mais laissez-moi vous dire tout d'abord que tous, bien s'en faut, ne sont pas nos ennemis, et qu'au contraire le plus grand nombre jouent dans la création un rôle utile. Je dis utile, et c'est précieux que je devrais dire, car ils ne sont rien moins qu'indispensables à la vie végétale et animale. N'est-ce pas en effet à ces infiniment petits que nous devons le pain, le vin, la bière et en général tous les aliments fermentés ; ne sont-ils pas par les fermentations variées qu'ils provoquent les plus précieux auxiliaires pour la digestion de nos aliments ; n'est-il pas aujourd'hui parfaitement démontré que la fabrication de l'indigo avec la substance des plantes indigofères est le résultat d'une fermentation dont l'agent est un microbe dont nous graduons à volonté le développement et la multiplication ? Ainsi les voilà bien réellement devenus nos très précieux collaborateurs, et chaque jour de nouvelles recherches nous les montrent occupés à quelque œuvre nouvelle.

Mais là ne se borne pas leur rôle utile connu. Les microbes sont les agents essentiels de destruction des résidus des matières organisées et par suite de restitution au monde minéral, auquel tout revient. Les animaux eux aussi, il est vrai, détruisent la matière organisée pour la rendre au monde minéral sous forme d'eau et d'acide carbonique, mais leur œuvre de destruction est incomplète, et pour l'achever le concours des microbes est indispensable. L'eau, l'hydrogène, l'acide carbonique, l'hydrogène sulfuré, l'ammoniaque entre autres, sont les résultats de cette destruction ultime des résidus animaux ou végétaux que le feu n'a pas détruits. La putréfaction n'est qu'une fermentation.

Les microbes sont indispensables à la vie des végétaux, car ceux-ci vivent et se nourrissent précisément des éléments chimiques qui résultent de l'œuvre de destruction accomplie par les microbes. Enfin, il ressort d'expériences dues au chimiste Berthelot que ces derniers concourent par certains de leurs produits de sécrétion à fabriquer avec quelques sels minéraux, les nitrates notamment, l'alimentation organisée des végétaux.

Ainsi le rôle des microbes est double : ils préparent la vie, ils complètent la mort. Ils en sont aussi trop souvent, en ce qui nous concerne, l'unique artisan, car ils ne dédaignent pas de s'attaquer pour accomplir leur œuvre de destruction à la matière vivante de notre corps. Quelles sont donc les circonstances qui leur permettent d'engendrer ici la maladie et la mort?

Microbes pathogènes. — Je vous ai déjà dit que les microbes pullulent autour de nous, nous sommes véritablement assiégés par eux. Comment s'expliquer dès lors que de cette rencontre incessante ne naisse pas plus souvent la maladie! S'il n'en est pas ainsi, c'est que, grâce à Dieu, l'homme sain n'est pas hospitalier pour le microbe. Et puis la pénétration du parasite dans l'économie ne suffit pas, sa pullulation ou tout au moins sa multiplication y est indispensable. Or, pénétration et pullulation ne se produisent, retenez bien ceci, qu'à la faveur d'un trouble préalable de la santé, d'une lésion quelconque, plaie grave ou non, simple érosion de la peau, contusion ou toute autre, en un mot à la faveur d'une diminution de résistance générale ou partielle de l'économie.

En résumé, la maladie exige pour sa réalisation deux éléments : l'agent infectieux ou pathogène et un terrain favorable. Or, l'organisme humain ne constitue un milieu favorable que dans certaines circonstances. Si le microbe apporte le germe de la maladie, c'est l'organisme qui la fait, et chaque organisme la fait à sa façon, d'où, pour témoigner cette variabilité d'allures d'une même maladie, cet aphorisme que le médecin voit des malades et non des maladies. Ainsi les grains d'un même épi suivant la nature du terrain où le hasard les portera, ou se dessécheront sans éclore, ou donneront un produit tantôt misérable, tantôt vigoureux et fructifère.

Je me hâte de vous dire que ces notions nouvelles sur la pathogénie, c'est-à-dire sur le mode de développement des maladies ne sont nullement subversives et n'enlèvent rien de leur valeur aux observations si précises et toujours précieuses de l'ancienne médecine en ce qui concerne l'étiologie ou étude des causes des maladies. Un coup de froid, le surmenage, une secousse nerveuse, une contusion, sont suivis de maladie parce qu'ils ont lentement ou subitement mis l'économie en un état favorable à la pénétration et à la pullulation de l'assiégeant, en état de réceptivité morbide, suivant l'expression consacrée; d'où cette conséquence essentielle et que je tiens à bien mettre en relief, que le médecin ne doit pas s'occuper que du microbe. Ainsi s'accordent et se complètent les données récentes de l'expérimentation et les résultats de l'expérience clinique de tous les âges.

Laissez-moi vous dire maintenant, sans insister sur les expériences qui ont mis ce fait en évidence, que le nombre des microbes introduits dans l'économie importe beaucoup, et que leurs chances de pullulation sont, jusqu'à un certain point, en raison directe de leur nombre au moment de leur pénétration.

Quant à l'action spécifique des microbes, elle consiste en ceci qu'un même microbe produit toujours les mêmes effets. Un tel engendre le pus et toujours le pus, tel autre toujours le charbon, tel autre la fièvre typhoïde, et aucune circonstance de milieu de virulence ou de culture ne saurait *généralement* leur faire engendrer autre chose.

Quel est maintenant le mécanisme intime de leur action malfaisante! Sur ce point assurément, fort intéressant, règnent encore bien des incertitudes, mais déjà, sans pouvoir préciser le rôle propre de chaque espèce, je puis vous dire que les microbes se comportent de plusieurs façons dans l'économie. Les uns n'y jouent qu'un rôle mécanique en amenant de véritables obstructions dans le réseau circulatoire le plus fin. Les autres envahissent et détruisent plus particulièrement certains tissus ; d'aucuns, en détournant au profit de leur nutrition l'oxygène nécessaire aux globules du sang, entraînent comme dans le charbon des accidents asphyxiques.

Enfin on a été amené à penser que, comme tout ce qui vit et se nourrit, le microbe rejette des résidus, produit en un mot des sécrétions, et cette hypothèse très rationnelle a déjà reçu en partie confirmation. On a isolé, en effet, et désigné du nom de ptomaïnes quelques·unes des substances chimiques qui résultent des décompositions opérées par les microbes aux dépens de nos tissus, et l'expérience a démontré que ces produits sont pour l'homme extrêmement dangereux.

Ainsi dans ce dernier cas, le plus fréquent peut-être, le bacille inoffensif par lui-même ne deviendrait mortel que par les produits de sécrétion qu'il répandrait dans l'organisme, produits que les microbiologistes désignent sous le nom de poisons solubles.

Lutte contre les microbes. — Vous n'avez pu, Mesdames, écouter cette énumération même succincte des conditions de nutrition, de développement, de multiplication, de culture et d'atténuation des microbes, sans entrevoir, chemin faisant, les armes que nous aurons à leur opposer, les conditions de résistance de l'organisme dans la lutte de tous les instants que nous avons à soutenir contre ces microscopiques ennemis. Le moment est venu maintenant de vous les signaler, et c'est ce que je vais faire avec certains détails au risque de quelques répétitions.

Ce qui vous a sans doute le plus frappées dans les considérations qui précèdent, c'est cette affirmation rassurante à tous égards que l'homme sain n'est pas hospitalier pour le microbe. Puisque tout ce qui active sa nutrition contribue à le rendre réfractaire, il est tout naturel que la médecine et plus encore l'hygiène se proposent de le rendre bien portant, d'augmenter sa résistance pour qu'il devienne moins facile à infecter. C'est là, ne l'oubliez pas, le premier devoir, devoir qui prime toutes les règles de l'antisepsie. Surveiller le microbe est bien, surveiller l'organisme et ses réactions est mieux encore. Vous vous rappelez qu'il faut deux conditions pour que la maladie éclose : l'agent infectieux et un terrain favorable ; eh bien ! c'est à rendre le terrain réfractaire que vous devez travailler tout d'abord.

L'intégrité de la peau et des muqueuses est une des nombreuses garanties de résistance contre l'infection, mais elle

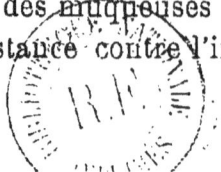

n'est, sachez-le bien, qu'une garantie parfois insuffisante. Si
certains microbes en effet ne pénètrent dans la place qu'à la
faveur d'une solution de continuité, d'une érosion quelconque
de la peau ou des muqueuses, et c'est là le mécanisme des
complications chirurgicales, d'autres, comme le bacille en
virgule de Koch, pénètrent sans effraction à travers les voies
respiratoires, ou encore comme celui de la fièvre typhoïde et
du choléra à la faveur d'une prédisposition d'un terrain favorable, créés par un mauvais fonctionnement soit habituel, soit
accidentel du tube digestif.

Une fois que l'ennemi est dans la place, nous trouvons
encore une planche de salut dans le *phagocitisme*. Ce nom
barbare pour vous, Mesdames, exprime le phénomène en
vertu duquel certaines cellules constitutives de l'organisme
se groupent rapidement autour de l'intrus, l'enserrent de
tous côtés et finissent par le dévorer sans autre forme de
procès.

C'est surtout aux globules blancs du sang que serait dévolu
ce rôle de haut justicier; malheureusement, ils l'exercent le
plus souvent contre les microbes non pathogènes.

Dans d'autres circonstances encore à peine entrevues, tel
parasite dangereux, ne pouvant se développer et vivre en
présence d'un autre parasite moins délicat ou plus vigoureux,
disparaît rapidement anéanti. Cette question de l'antagonisme
des microbes, en dépit des recherches qu'elle a suscitées, est
peut-être une de celles qui comportent encore le plus d'inconnues. Quelques résultats entièrement encourageants ont déjà
été obtenus cependant, qui laissent pressentir de prochaines
découvertes. Je ne puis résister au plaisir de vous citer une
étude très remarquable sur ce sujet due à la collaboration
d'un confrère des plus distingués, le Dr Édouard Boinet, médecin-major au 122e, et de M. le pharmacien-major Rœser. Ce
travail bactériologique, encore en cours d'achèvement et dont
les conclusions paraissent devoir présenter une haute importance, a pour titre exact: « Action de la levûre de bière[1] sur

[1] Le ferment qui constitue la levûre de bière n'est autre chose qu'un

le développement et la virulence des bacilles typhique, charbonneux, pyocianique, du *fluorescens putidus*, du *micrococcus pyogenes aureus;* ses applications thérapeutiques dans la diphtérie, la fièvre typhoïde et le muguet. » Ainsi semble devoir prendre corps peu à peu l'espoir de voir les microbes s'entre-détruire à notre gré.

Il est une autre condition de résistance tout individuelle et dont les découvertes récentes ont permis de saisir le mécanisme intime : je veux parler de l'immunité naturelle. Vous savez en quoi consiste l'immunité. Sur cent personnes soumises à l'influence d'un même agent infectieux, transportées par exemple en une contrée ravagée par les fièvres paludéennes, 20 succomberont, 70 présenteront à des degrés différents d'intensité les accidents de la malaria, 10 verront leur état de santé rester prospère. Eh bien ! cette échelle, fixée ici au hasard, vous indique le degré d'aptitude de chacune de ces personnes à contracter la fièvre. Le degré le plus élevé, c'est la prédisposition, le plus faible l'immunité.

Au point de vue expérimental, je puis vous donner l'exemple suivant :

Inoculons une même culture du bacille du charbon à des moutons français et à des moutons algériens ; tandis que ceux-ci résisteront, nous verrons au contraire les premiers succomber sans exception.

L'immunité dont jouissent les animaux d'origine algérienne est due aux conditions de milieu dans lesquelles ils vivent, conditions qui en développant leur nutrition augmentent leur résistance au bacille. Cette immunité n'est d'ailleurs, tant s'en faut, ni absolue ni éternelle. Transportez en France ces mêmes moutons algériens, et après un certain temps de séjour dans ce nouveau milieu, vous les verrez succomber à leur tour rapidement à l'inoculation d'une culture même atténuée.

champignon microscopique, c'est-à-dire qu'un microbe, connu sous le nom de *Torula cerevisiæ*.

De même en ce qui nous concerne, ne voyons-nous pas tous les jours des sœurs de Charité, des infirmiers, des médecins succomber aux coups attardés ou isolés d'une maladie dont ils ont, en d'autres temps ou en d'autres circonstances, vingt fois bravé les manifestations épidémiques les plus meurtrières ? C'est que par suite d'une diminution de résistance de leur organisme due à une cause physique ou morale parfois insignifiante et fréquemment restée méconnue, leur aptitude à contracter la maladie, nulle tout d'abord, a progressivement ou subitement augmenté jusqu'à créer ce que j'ai désigné sous le nom de réceptivité morbide, c'est à-dire le degré d'aptitude le plus accentué.

L'immunité naturelle n'est donc que relative et temporaire. J'en dirai tout autant de l'immunité acquise par une première atteinte de la maladie, résultante d'une victoire première parfois d'ailleurs chèrement achetée.

Vaccination par virus atténués. — J'ai hâte, Mesdames, de vous signaler les nouveaux éléments à la fois si précieux et si pleins de promesses apportés par les récentes découvertes dans cette lutte constante de l'infiniment grand contre l'infiniment petit. Je veux parler de la vaccination par les virus atténués et aussi par les ferments solubles.

Vous savez déjà en quoi consiste l'atténuation des virus et comment on l'obtient. Je vous ai dit aussi que les effets infectieux produits par l'inoculation vaccinale de ces microbes affaiblis confèrent l'immunité contre un virus de même espèce très intense. Tel est en effet le principe de l'immunité par les vaccinations de virus atténués dont la première application a été faite à l'homme contre la rage avec un succès qui, pour n'être pas absolu, n'en est pas moins indéniable. D'autres applications, restées infructueuses jusqu'à ce jour, ont été faites pour la fièvre jaune, le choléra et tout récemment en Allemagne pour la tuberculose. Il y a là un vaste champ d'expériences assurément bien fait pour tenter la patience et la sagacité des expérimentateurs, et il n'est certes pas déraisonnable de penser que des recherches nombreuses entreprises dans cette voie sortiront tôt ou tard les plus précieuses découvertes.

Cette méthode a d'ailleurs été employée avec plein succès contre certaines maladies des animaux ; et c'est ainsi que le choléra des poules, le rouget des porcs, le charbon, la clavelée, désormais jugulés dans leur essence même, disparaîtront à peu près définitivement le jour où la pratique des vaccinations préventives déjà si appréciée de nos agriculteurs aura en quelque sorte acquis parmi eux force de loi.

La vaccination basée sur des données scientifiques précises ne date que d'hier, mais la vaccination a été pratiquée empiriquement depuis nombre d'années déjà. Il y aura bientôt près d'un siècle que la vaccination pour la variole répand, grâce à la découverte de l'illustre Jenner, ses bienfaits sur l'humanité. Et avant, n'avait-on pas, avec des résultats malheureusement trop souvent désastreux, essayé de conférer l'immunité en inoculant le virus variolique lui-même que l'on empruntait à des malades légèrement atteints !

Vaccination par matières solubles. — Deux mots maintenant sur les procédés de vaccination par matières solubles. Vous vous rappelez que, comme tout ce qui vit et se nourrit, les microbes rejettent des résidus, et que quelques-uns de ces produits de sécrétion ont été isolés sous le nom de ptomaïnes et reconnus très dangereux. Or, il résulte d'expériences plus nombreuses que ces produits de sécrétion sont extrêmement complexes, et que, pour certains microbes tout au moins, à côté de ce produit toxique en existerait un autre de même origine, tout aussi soluble, également susceptible d'être isolé, et dont l'accumulation dans l'économie, loin d'amener des accidents, entraînerait au contraire la prompte et complète disparition des microbes eux-mêmes. Ceux-ci par conséquent seraient dès lors les propres artisans de leur mort, et celui de leurs produits de sécrétion dont l'accumulation entraînerait pour eux de si funestes effets serait par le fait pour l'homme une véritable matière vaccinante.

Ce n'est pas là d'ailleurs une pure vue de l'esprit, puisqu'on est déjà parvenu avec ces matières vaccinantes solubles à conférer à des animaux l'immunité pour trois ou quatre maladies. Et, bien qu'aucune application pratique n'en ait encore pu être faite à l'homme (on conçoit aisément avec quelle prudence doivent en pareil sujet procéder les expérimentateurs), il n'est pas téméraire d'y voir ainsi que dans la vaccination par les virus atténués l'avenir très prochain de la thérapeutique des maladies infectieuses.

Enfin à ces divers modes de préservation vaccinale qui tous ont pour but de rendre le milieu, le terrain, réfractaires, se rattachent jusqu'à un certain point les expériences, actuellement en cours d'exécution en France, qui consistent à inoculer ou à injecter à une même catégorie de malades une quantité déterminée du sang d'un animal naturellement réfractaire à la maladie dont ils sont atteints. Telles les inoculations de sang de chèvre aux tuberculeux, dont les résultats d'ailleurs sont encore très problématiques

Comme vous l'avez constaté, les divers agents et moyens que je viens de vous signaler ont tous ou presque tous pour but de modifier le terrain, de le rendre impropre à la nutrition et à la multiplication du parasite, qu'ils supposent déjà dans la place. Parallèlement à cette méthode qui est tantôt curative, tantôt préventive, se place celle non moins importante qui se propose pour but précisément d'arrêter au dehors les germes infectieux, d'empêcher leur pénétration dans l'organisme : je veux parler de la méthode antiseptique, à laquelle vous avez été déjà initiées. L'une et l'autre se complètent et s'entr'aident ; l'une et l'autre vous seront simultanément ou successivement indispensables pour atteindre le double résultat que vous poursuivez : supprimer, détruire les germes infectieux, rendre l'organisme réfractaire à leur nutrition et à leur pullulation.

Vous le voyez, Mesdames, nous sommes en un temps où il fait bon vivre quand on s'intéresse, comme vous, aux choses de la médecine, et nul artifice d'imagination ne saurait peut-être créer de plus séduisants horizons que ceux qui s'ouvrent devant nous.

Après des siècles de muette résignation, après avoir fourni sans murmurer d'immenses hécatombes à ce qu'elle appelait hier encore les fléaux de Dieu, l'humanité relève enfin la tête. A force de patience et de génie, elle a découvert ses ennemis et s'apprête à leur livrer la lutte suprême d'où doit résulter la conservation de millions d'existences pour la famille et pour la patrie. Heureux nous tous qui en prévoyons l'issue, heureux, mille fois heureux ceux qui la verront !

Et maintenant, Mesdames, pour mieux établir encore, s'il est possible, dans votre esprit l'importance du sujet que je viens de développer et dont le choix est sans doute déjà largement justifié à vos yeux en dépit des considérations un peu abstraites qu'il comportait, je n'ajouterai que quelques mots, et ce sera pour vous dire que les maladies des armées, c'est-à-dire celles précisément que vous serez appelées à observer et à combattre sont des maladies, soit infectieuses ou susceptibles de le devenir, soit contagieuses. Vous devrez donc vous rappeler, vous vous rappellerez certainement, en présence d'un amputé, d'un blessé quel qu'il soit, ce que je vous ai dit de la résistance des téguments quand ils sont intacts à l'invasion des microbes. Sachant que toute plaie est une voie ouverte à l'infection, vous chercherez par les moyens appropriés à combattre, à prévenir, s'il en est temps, cette infection dont les conséquences se présentent sous les espèces redoutables de l'érysipèle, de la gangrène sous toutes ses formes, de la pourriture d'hôpital et enfin de l'infection purulente, de toutes la plus redoutable et la plus meurtrière.

De même ne sauraient vous échapper en ce qui concerne les maladies non chirurgicales, telles que les tuberculoses, la fièvre typhoïde, le choléra et tant d'autres, les précautions hygiéniques ou thérapeutiques qui découlent de la conception scientifique de l'infection et de la contagion.

Si vous êtes profondément pénétrées des principes généraux de la doctrine microbienne et des multiples applications,

j'entends des applications pratiques qu'elle comporte, votre
tâche vous sera légère et douce à la fois, car à la certitude de
bien faire désormais, aux soins véritablement éclairés viendront s'ajouter toujours et partout cet esprit de dévouement
infini, cette tendresse quasi maternelle dont vous avez seules
le secret.

Grâce à vous, j'en suis sûr, nos épouses et nos mères
connaîtront moins qu'autrefois les amertumes des séparations
prématurées. Grâce à vous et par vous, nos valeureux soldats
goûteront les bienfaits, apprécieront l'infinie bonté de cette
invisible et bien aimée fée protectrice que nous désignons du
nom si suggestif et si doux de mère-patrie.

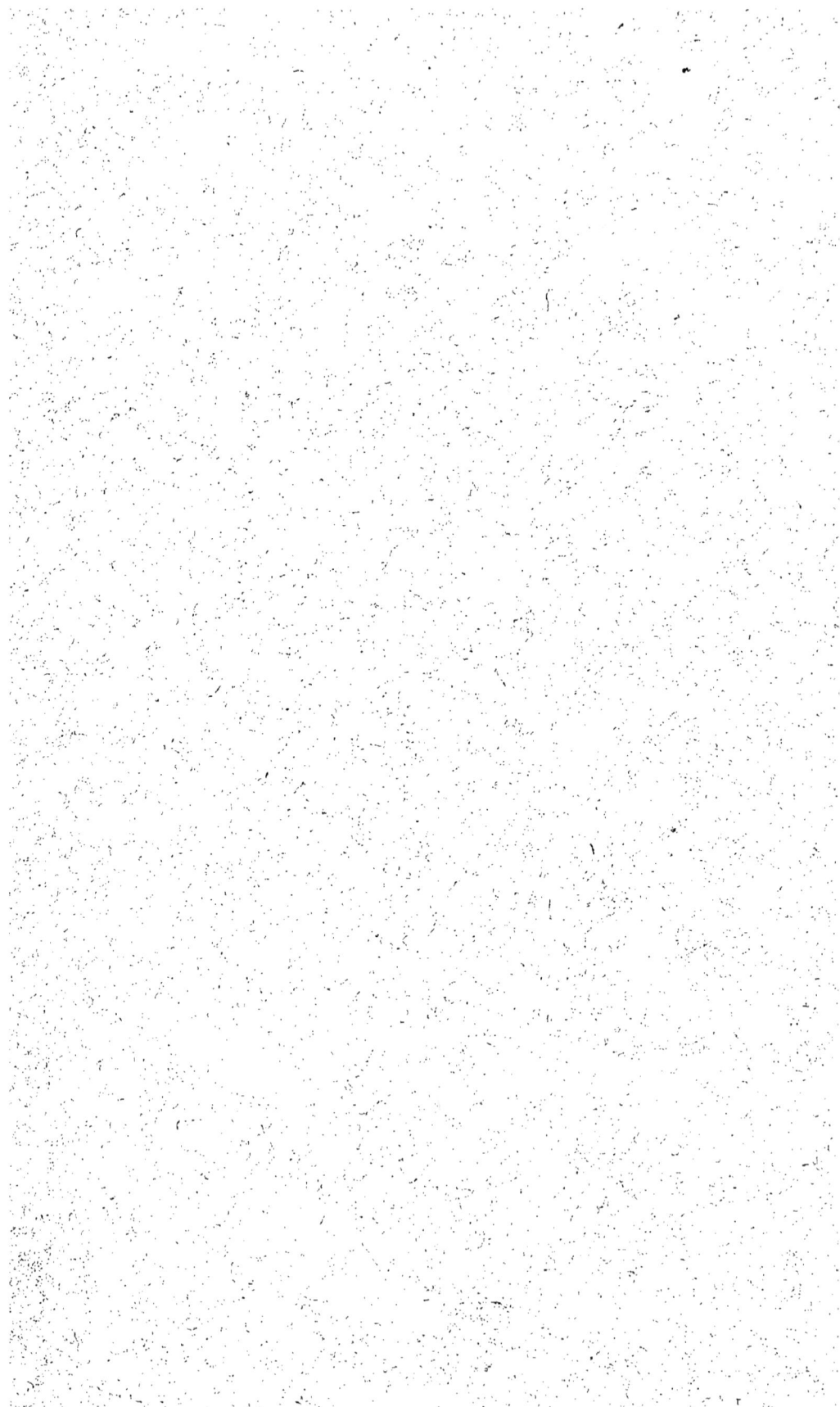

TRAVAUX DU MÊME AUTEUR

Relation d'une épidémie de scarlatine, pour servir à l'histoire de cette pyrexie (Mémoire couronné prix, Médaille d'argent, conc. 1880).

De l'abcès primitif du poumon (Mention honorable, conc. 1880).

Contribution à l'étude des accidents pulmonaires de la fièvre typhoïde (Thèse inaugurale 1882).

Empoisonnement par des escargots (Gaz. hebd. des Sc. méd. de Montp., 1883).

Aphasie, Hémiplégie et Hémianesthésie transitoires dans la fièvre typhoïde chez un garçon de 9 ans (Montp. méd., 1883).

De la hernie vagino-péritonéale étranglée d'emblée chez l'adulte. In-8° de 23 pages. Montpellier, 1884.

Rapport sur l'épidémie de choléra à Cette (Service du Lazaret). In-8° de 20 pag. Cette, 1884.

La médecine d'imagination, les malades imaginaires et la Thérapeutique suggestive. In-8° de 47 pag. Montpellier, 1887.

Sur un cas rare de dystocie (In Journ. d'accouchements. Paris, 1888).

Uréthrite spécifique, Spasme douloureux provoqué par des injections uréthrales guéris par la suggestion hypnotique (Revue de l'Hypnotisme expérimental et thérapeutique. Paris, décembre 1888).

L'Hypnotisme thérapeutique.— Observations (Gaz. hebd. des Sc. méd. de Montp., mars 1889).

Histoire d'une hystérique hypnotisable (hystéro-épilepsie à forme somnambulique) traitée et guérie par la métallothérapie (Montp. méd., 1890).

La bière. Conférence faite à MM. les officiers du 122°, 14 mars 1891. (Manus).

Rapports annuels à la Commission administrative de l'hôpital sur le service de chirurgie. 1889, 1890, 1891.